MALADIE

BRONZÉE HÉMATIQUE

DES

ENFANTS NOUVEAU-NÉS

(Tubulhématie rénale de M. Parrot)

PAR

Le Dr S. CHARRIN,

Ex-interne lauréat des hôpitaux de Lyon,
Ancien externe des hôpitaux de Paris.

PARIS

A. PARENT, IMPRIMEUR DE LA FACULTÉ DE MEDECINE,
29-31, rue Monsieur-le-Prince, 29-31.

1873

MALADIE

BRONZÉE HÉMATIQUE

DES

ENFANTS NOUVEAU-NÉS

(Tubulhématie rénale de M. Parrot)

PAR

Le Dr S. CHARRIN,

Ex-interne lauréat des hôpitaux de Lyon,
Ancien externe des hôpitaux de Paris.

PARIS

A. PARENT, IMPRIMEUR DE LA FACULTÉ DE MEDECINE,
29-31, rue Monsieur-le-Prince, 29-31.

1873

MALADIE BRONZÉE HÉMATIQUE

DES

ENFANTS NOUVEAU-NÉS

(Tubulhématie rénale de M. Parrot).

———✄———

INTRODUCTION ET DIVISION.

Pendant notre internat à la Maternité de Lyon (service des femmes en couche et Crèche), nous fûmes appelé, une nuit de novembre 1872, auprès d'une femme du service dont l'enfant, nous disait-on, se mourait. Cette petite fille, qui fait le sujet de notre première observation, page 6, était âgée de 13 jours et n'avait présenté la veille, à notre visite du soir, qu'une certaine difficulté à prendre le sein et un peu de muguet. Elle était née, du reste, dans des conditions très-normales et la santé de sa mère n'offrait rien de particulier. Lorsque nous arrivâmes auprès de la petite malade, nous fûmes frappé par une coloration bronzée, presque noire, étendue à tout le tégument cutané, coloration dont, au premier abord et avec l'éclairage insuffisant de la salle, nous ne distinguâmes pas très-bien la nuance et qui éveilla en nous l'idée d'une asphyxie. L'auscultation de l'appareil respiratoire, l'ensemble symptomatique et surtout un examen à une lumière convenable, nous firent bien vite abandonner cette supposition. La nuit suivante, l'enfant mourait après avoir conservé pendant toute la journée la coloration bronzée que nous avons signalée. A l'examen nécroscopique nous trouvâmes, comme lésions fondamentales, des caillots dans les bassinets et des globules rouges distendant les tubules du rein.

Du 7 novembre 1872 au 5 février 1873, 13 nouveaux faits semblables à celui que nous venons d'analyser succinctement, s'offrirent à notre observation et furent étudiés par nous avec d'autant plus de soin qu'ils se terminaient à peu près fatalement par la mort et que, d'autre part, ils nous paraissaient constituer une affection nouvelle, ou; pour le moins, un fait nouveau, dans la pathologie infantile. Les traités les plus estimés sur les maladies des enfants, sont, en effet, absolument muets sur le sujet qui nous occupe. C'est à peine si, après d'assez longues recherches à travers la littérature médicale française et étrangère, nous avons trouvé dans quelques revues scientifiques, un certain nombre de faits analogues à ceux qui ont attiré notre examen.

Dans cette situation, il nous a semblé utile de publier les 14 observations qui nous sont personnelles, de les rapprocher, dans une courte étude historique et critique, des rares observations que nous avons recueillies dans les auteurs, et enfin d'essayer de tracer, avec cet ensemble de faits, l'esquisse d'une affection nouvelle que nous désignerons sous le nom de : *Maladie bronzée hématique des enfants nouveau-nés.*

Assurément, nous savons avec quelle facilité on s'exagère l'importance des petites choses sur lesquelles on croit, parfois bien à tort, appeler le premier ou un des premiers l'attention. Nous savons aussi avec quelle réserve extrême il faut toucher, pour les agrandir, aux cadres déjà si vastes de la nosologie et de la terminologie médicales, et si, pour caractériser nos quatorze observations, nous employons une dénomination nouvelle, c'est que, vraiment, ces faits nous paraissent nouveaux. Nous n'aurions pu, sans tout confondre, les intercaler dans n'importe quel chapitre classique de la pathologie des enfants et cette pensée de Bacon nous est venue à l'esprit : *Ex errore citius emergit veritas quam ex confusione.*

Nous diviserons ce travail en quatre parties. Dans la première, nous donnerons les quatorze observations de maladie bronzée hématique qui nous sont personnelles, avec les résultats des nécropsies.

Dans un deuxième chapitre, consacré à l'historique nécessairement très-incomplet et très-court de la question qui nous occupe, nous essaierons de comparer avec nos faits propres les faits que nous avons trouvés consignés dans quelques auteurs.

En troisième lieu, nous tracerons la physionomie clinique et anatomo-pathologique de la maladie bronzée hématique des nouveau-nés.

Enfin, avec toutes les réserves nécessaires dans un sujet nouveau, nous donnerons les conclusions auxquelles nous avons cru devoir nous arrêter.

Nous ne nous illusionnons point sur la valeur d'une étude aussi restreinte, mais notre ambition serait pleinement satisfaite si ce travail pouvait seulement attirer l'attention des observateurs qu'intéresent les maladies des enfants.

CHAPITRE PREMIER

OBSERVATIONS

Obs. I. — Le 6 novembre 1872, nous fûmes appelé, pendant la nuit, à la Maternité, auprès d'une petite fille, Françoise D..., née dans le service le 25 octobre 1872, âgée par conséquent de 13 jours. Sa mère et les sœurs de garde venaient de remarquer sur son corps une coloration étrange qui s'était produite très-rapidement et dont elles étaient effrayées.

A notre arrivée, nous fûmes tout d'abord frappé par la teinte sombre, presque noire, de la peau. Il nout fut impossible, avec la faible lumière de la salle, de bien apprécier la nuance de cette coloration. Aussi notre première impression fut-elle que nous avions affaire à une cyanose dont il restait à déterminer la cause. L'examen le plus attentif des organes thoraciques ne nous révéla rien d'anormal. La respiration était un peu précipitée, mais se faisait sans efforts et sans bruits morbides. Quant au cœur, il se contractait seulement avec rapidité. Comme nous ne trouvions, en outre, aucune trace de violence ni sur le cou, ni à l'entrée des voies aériennes, nous éloignâmes de suite une supposition qui avait un iustant traversé notre esprit, celle d'une asphyxie accidentelle ou criminelle.

La petite malade ne paraissait pas souffrante. Elle était très-calme, très-tranquille. La veille, à notre contre-visite, elle n'avait offert qu'un peu de muguet et quelque difficulté à prendre le sein. C'était, du reste, une enfant très-bien constituée, pesant 3,500 gr. au moment de sa naissance et qui depuis s'était développée très-normalement. La santé de la mère ne présentait, de son côté, rien de particulier.

Le lendemain, pas de changement appréciable. La nuit avait été bonne. Nous pûmes à la lumière du jour nous rendre un compte très-exact de la coloration de la peau. Tout le corps présentait une teinte diffuse bronzée, avec reflet verdâtre, uniformément répandue ; les lèvres étaient noires, les conjonctives bulbaires grisâtres, terreuses. C'était pour la première fois que nous observions une pigmentation semblable et si dans le diagnostic nous étions amené à éliminer la cyanose, nous ne savions, d'un autre côté, quelle interprétation donner au cas actuel. L'enfant était toujours tranquille. Elle rendait des selles bilieuses, mais non diarrhéiques. Dans la soirée, il y eut de la somnolence. La coloration bronzée s'accusa davantage et la mort vint pendant la nuit du 7 ou 8 novembre.

Autopsie. — L'aspect extérieur du cadavre offre une teinte brune verdâtre; tous les tissus ont, à des degrés un peu divers, une coloration brune violacée.

Les veines et sinus crâniens sont gorgés de sang.

Muguet dans la cavité buccale, le pharynx et même sur les cordes vocales.

Les bronches contiennent quelques mucosités sanguinolentes.

Les poumons, indemnes de toute lésion appréciable, présentent seulement, ainsi que la plèvre, la teinte brune violacée des autres tissus. Pas d'ecchymoses sous-pleurales.

Thymus normal.

Pas d'ecchymoses sous le péricarde. Le sac séreux renferme quelques grammes d'un liquide rouge sombre avec nombreuses hématies.

Le sang est couleur sépia, diffluent.

Le cœur est sain, le trou de Botal perméable et le canal artériel occupé par un caillot fibrineux facile à détacher. La veine ombilicale contient un peu de sang.

Teinte brune du péritoine et des ganglions mésentériques, parfaite-ment normaux du reste.

La rate, longue de 4 cent., large de 3, sèche, friable, noire, ne rougit point à l'air, même après une exposition prolongée.

Les reins ont 5 cent. de longueur, 3 de largeur.

A la coupe, les pyramides ressortent sur la teinte jaune-brun de la substance corticale et de la périphérie de l'organe par une coloration rouge noir, accusée surtout à leur base. En les examinant avec soin, on voit une série de stries linéaires noires convergeant vers le sommet de la papille et d'autant plus visibles qu'on se rapproche davantage de ce sommet.

Dans les bassinets, on trouve une matière noire, molle, spongieuse, grenue, s'émiettant avec facilité. Au microscope, on la reconnaît for-mée de globules rouges plus ou moins altérés, d'éléments épithéliaux, de granulations jaune verdâtre à la lumière transmise.

La vessie renferme à peine quelques gouttes d'une urine sangui-nolente, riche en hématies et en éléments épithéliaux.

Les capsules surrénales sont saines.

Examen histologique. — Nous avons fait durcir dans le liquide de

Muller, la gomme et l'alcool, de petits fragments cubiques du poumon pris au sommet et à la base de l'organe. Sur des coupes convenablement pratiquées nous avons constaté partout une réplétion des canaux sanguins. Les capillaires des alvéoles formaient un riche réseau très-bien injecté. Dans l'épaisseur des parois bronchiques, on découvrait une série de petits vaisseaux également pleins de sang. Nous n'avons jamais trouvé dans le poumon d'exsudat appréciable cependant, sur certaines coupes, examinées avant dissolution de la gomme, on voyait quelques hématies libres dans les cavités alvéolaires. Elles étaient plus nombreuses dans les ramifications bronchiques.

Nous avons fait durcir le rein, soit dans l'alcool, soit dans le liquide de Muller. En examinant, avec un faible grossissement, des coupes faites perpendiculairement à la direction des pyramides, on voyait sous le champ du microscope des taches jaune-rouge arrondies, de diamètre variable ; la préparation en était criblée.

On aurait pu croire au premier abord qu'il s'agissait de vaisseaux coupés transversalement et pleins de sang, mais avec un plus fort objectif et surtout en traitant la préparation par le carmin, on reconnaissait une belle couronne épithéliale autour de ces taches jaunes, qui étaient constituées elles-mêmes par des globules, tassés les uns contre les autres sans interposition appréciable de fibrine. Il s'agissait donc de tubes urinifères pleins de globules. Les anses de Henle qui parviennent dans les pyramides n'étaient que rarement remplies par les globules. L'altération était bien plus marquée sur les tubes droits.

Des coupes faites en différents sens à la périphérie du rein nous ont offert les mêmes altérations. Nous n'avons jamais trouvé d'hématies libres dans aucun des glomérules de Malpighi.

L'epithélium rénal, le stroma de l'organe, les vaisseaux modérément congestionnés, ne présentaient pas d'altération histologique appréciable.

OBS. II. — Le 8 novembre 1872, à neuf heures du matin, on nous présente à la Crèche une petite fille, Joséphine D..., âgée de 24 jours, prise depuis quelques heures seulement d'une coloration tout à fait anormale. Tout son corps, en effet, est bronzé comme celui d'une petite mulâtresse, à l'exception des mains et des pieds qui sont violacés. Lèvres noires avec reflet marron. L'enfant est très-calme, la respiration est facile, bien qu'un peu rapide. Pas de bruit anormal.

Les battements du cœur sont précipités, mais réguliers. On voit quelques plaques de muguet sur la voûte palatine.

Temp. rect. mat., 37° 4. Soir, 38° 2.

La mère était une multipare accouchée en ville et entrée à l'Hôtel-Dieu pour une pelvi-péritonite. Son enfant avait été admise à la Crèche, le 30 octobre 1872, et confiée à une nourrice. Cette dernière nous apprend que depuis deux ou trois jours la petite fille paraissait souffrante, ne reposait pas, prenait difficilement le sein. Les selles étaient devenues bilieuses, semi-liquides, mais la peau et les muqueuses avaient conservé pendant ce temps leur coloration normale.

Le 9, on trouve du sang dans les urines. Sur les langes, on voit de larges taches vertes formées par les selles bilieuses, diarrhéiques. Ces taches sont entourées d'une aréole rougejaune, résultat de l'hématurie. Pas de changement important au point de vue de la coloration et de l'état général.

Temp. rect. mat., 37° 8. Soir, 38° 6.

Le lendemain, 10, la coloration bronzée semble un peu moins accusée. L'hématurie persiste ; l'état général est le même.

Temp. rect. mat., 37° 8. Soir, 38° 4.

Le 11, les muqueuses sont certainement moins noires, la couleur bronzée est moins intense. La petite malade est plus éveillée ; elle tète un peu. Les selles sont toujours bilieuses et les urines sanglantes.

Temp. rect. mat., 37° 5. Soir, 38° 3.

Le 12, une pâleur anémique remplace la teinte bronzée. Les selles moins liquides, mais toujours bilieuses, renferment une matière noire.

Temp. rect. mat., 37° 4. Soir, 37° 8.

Le 14, n'était la pâleur anémique très-accusée, on pourrait regarder la petite fille comme guérie. Elle tète avidement. Ses lèvres redeviennent rosées. La diarrhée a cessé, mais les urines éliminent encore une poussière noire.

Le 16, l'enfant est retirée par ses parents.

Au moment de sa sortie, elle présentait encore une très-grande pâleur. Depuis, nous n'en avons plus eu de nouvelles. Nous inclinerions à penser que la guérison a dû se confirmer, mais nous n'oserions l'affirmer, car nous avons vu se terminer par la mort (obs. XII, page 20), un cas qui avait offert, comme celui que nous venons d'analyser, les apparences d'une guérison presque complète.

Obs. III. — Françoise G..., née à la Maternité, le 30 octobre 1872. Poids, au moment de la naissance, 3,500 gr.

Dans la nuit du 8 au 9 novembre, l'enfant, jusque-là bien portante, ne cesse de crier et refuse le sein. La mère remarque alors un peu de muguet.

Le 9 au matin, la petite malade est abattue. Vers midi, toute la peau prend une teinte difficile à définir, verte et jaune à la fois. Les extrémités sont violacées, les muqueuses noir-marron, les conjonctives gris-terre.

Dans la soirée, la peau devient nettement bronzée et la mort arrive à 11 heures.

Pendant les dernières heures de la vie, les couches ont été souillées par des urines rouge-acajou et des selles verdâtres.

Autopsie. — La peau présente une pâleur avec reflet vert ; les autres tissus ont une teinte brune violacée.

Muguet sur la voûte palatine.

Mucosités bilieuses dans l'intestin.

Thymus sain.

On trouve de nombreuses hématies dans les mucosités bronchiques. Les poumons paraissent sains à l'extérieur et surnagent quand on les plonge dans l'eau.

Le péricarde contient environ 10 gr. de sérosité riche en globules rouges. Le trou de Botal et le canal artériel sont libres. Le cœur, surtout dans les cavités droites et à l'origine des grosses veines, contient un sang noir marron formant de vrais caillots de même couleur.

Rien de particulier dans le foie, les capsules surrénales, le péritoine, les ganglions mésentériques.

Les reins sont lobulés comme chez tous les enfants nouveau-nés ; substance corticale jaune marron ; pyramides noires. Le bassinet du rein droit contient seul les caillots spéciaux que nous avons décrits dans l'obs. 1, page 6. La vessie est presque remplie d'une urine noirâtre contenant de l'épithélium rénal, des hématies libres et alors plus ou moins déformées, tantôt agglomérées sous forme de cylindres globulaires (1).

Examen histologique. — Ce que nous avons dit du poumon dans l'obs. 1, page 6, est applicable ici.

Bien que nous n'ayons trouvé de caillots que dans le bassinet du

(1) Nous entendons par cylindres globulaires, des cylindres formés par des globules.

rein droit, les deux organes n'en présentent pas moins la même altération histologique. Sur des coupes transversales faites au niveau des pyramides, on trouve la plupart des tubes complètement obstrués par les hématies; quelques-uns ne le sont qu'en partie; d'autres enfin sont libres. Leur épithélium ne présente pas en général d'altération; cependant, quelques cellules ont, par place, un reflet jaunâtre que nous attribuerions volontiers à l'imbibition par la matière colorante du sang.

Lorsqu'on est assez heureux pour pratiquer une coupe étendue du sommet de la papille à la périphérie du rein, les globules qui remplissent les tubes leur donnent tout à fait l'aspect qu'ils présenteraient dans une injection sanguine artificielle admirablement réussie. Ces globules forment, en effet, de longs cylindres mamelonnés à leur surface et qui, partant de la papille, suivent les ramifications des tubes droits, soit dans les pyramides de Malpighi, soit dans les pyramides corticales. Tantôt ces cylindres globulaires vont sans solution de continuité de la papille à la périphérie, tantôt, au contraire, ils sont divisés en tronçons qui s'engagent parfois plusieurs ensemble dans le même tube.

Nous n'avons jamais rencontré la lésion hémorrhagique dans les glomérules. On la suit assez difficilement dans les canalicules contournés ou les anses de Henle. Cependant, sur plusieurs coupes, nous avons pu voir très-nettement ces anses et ces canalicules remplis de sang.

En résumé, nous avions été assez heureux pour suivre l'hémorrhagie depuis le tube contourné jusqu'à la papille.

Les capillaires ne contenaient que peu de sang; leur paroi n'avait pas subi d'altération appréciable.

Obs. IV. — Jeanne de R..., née à la Maternité, le 4 novembre 1872. Poids, 4,000 gr. au moment de la naissance.

Jusqu'au 10 novembre, rien de particulier. Le 10 au matin, un peu de muguet. Malgré cela, l'enfant continue à bien téter, et ne paraît pas malade. Le soir, la peau de la face et de tout le corps commence à se bronzer, lèvres et conjonctive palpébrale noirâtres; mains et pieds violacés. La respiration paraît gênée; nous ne trouvons cependant rien à l'auscultation. Les battements du cœur sont très-précipités. Somnolence; pas un cri.

Temp. rect. Soir, 37° 2.

La malade succombe le 11 à 6 heures du matin.

— 12 —

Autopsie. — La peau est vert-olive, les lèvres sont restées noires. A l'ouverture du corps, on croirait les veines distendues par une injection artificielle tant elles sont gorgées de sang. Tous les tissus ont une teinte jaune violacée.

Nombreuses plaques de muguet sur le palais ; mucosités bilieuses dans l'intestin.

Liquide céphalo-rachidien rosé ; on y trouve des hématies. Les vaisseaux de la pie-mère sont congestionnés. Caillots dans les sinus.

Le thymus est sain.

Les bronches contiennent quelques mucosités sanguinolentes. Les poumons sont congestionnés, les branches de l'artère pulmonaire pleines de sang coagulé. La plèvre droite contient de la sérosité rougeâtre avec hématies.

Il y a de cette même sérosité dans le péricarde, mais elle est plus abondante et plus rouge. Persistance du trou de Botal et du canal artériel.

Le cœur droit est distendu par un sang diffluent, sépia.

Foie congestionné. Ganglions lymphatiques normaux.

La rate, les capsules surrénales donnent lieu aux mêmes remarques que dans les observations précédentes.

Les bassinets renferment des caillots grenus, mous, ressemblant plus à du marc de café qu'à du sang. La vessie est complètement vide.

Examen histologique. — Il donne, pour les reins et le poumon, les mêmes résultats que dans les observations précédentes. Nous y renvoyons donc le lecteur.

Le foie ne nous a présenté au microscope aucune altération de structure. Ses capillaires étaient seulement gorgés d'hématies.

Nous avons tenté quelques coupes de la rate et des ganglions mésentériques sans arriver à découvrir la moindre lésion ; mais la difficulté de l'étude de ces organes nous commande, à leur endroit, les plus grandes réserves.

Sur les capsules surrénales, la substance médullaire nous présenta un développement très-marqué de son réseau vasculaire. C'est, du reste, un fait commun à la plupart de nos observations ; nous n'y insistons donc pas.

Obs. V. — Marius J... né à la Maternité, le 1ᵉʳ novembre 1872. Poids, 3,700 gr. au moment de la naissance.

Le 7 novembre, le petit garçon, jusque-là bien portant, prend du muguet, refuse le sein et ne cesse de crier.

— 13 —

Le 8 et le 9, état sensiblement le même ; un peu de diarrhée
bilieuse.

Le 10, teinte vert jaune de la peau avec coloration noirâtre des
muqueuses. Temp. rect., soir 38°.

Le 11, abattement ; respiration régulière, facile ; persistance de la
diarrhée ; pas d'hématurie. La coloration de la peau augmente,
devient sombre, bronzée. Temp. rect. mat., 37°6. Soir, 37°. Mort à
8 h., soir.

Autopsie. — Cadavre couleur olive clair, tissus d'un brun violacé.

Muguet dans la cavité buccale ; mucosités bilieuses dans l'intestin.
Thymus normal.

Vaisseaux pulmonaires congestionnés ; quelques hématies dans
les mucosités bronchiques.

Dans le péricarde, on trouve au moins quinze grammes d'un liquide rouge noir quand on le regarde en masse, et prenant une couleur café s'il est vu par transparence.

Caillots mous, sans adhérence et de couleur chocolat dans l'oreil-
lette gauche, les cavités droites du cœur, la veine cave inférieure et
ses principales branches. Des caillots semblables sont engagés dans
le trou de Botal et le canal artériel.

Le liquide céphalo-rachidien, teinté en rose, contient quelques
hématies.

Le foie, la rate, les reins se présentent sous le même aspect que
dans les autopsies précédentes ; leurs altérations sont les mêmes.

Les calices et bassinets sont remplis par un caillot volumineux,
noir, spongieux, moulé sur ces cavités.

Sérosité sanguinolente avec hématies dans la tunique vaginale. La
synovie articulaire est également colorée par quelques globules rouges.

Examen histologique. — Mêmes résultats que dans les cas précédents
pour ce qui concerne les reins, les poumons, le foie.

Obs. VI. — Marius F...., né à la Maternité, le 31 octobre 1872.
Poids, 3,700 grammes au moment de la naissance.

L'enfant était bien portant lorsque le 10 novembre il prend du
muguet, refuse le sein, manifeste un peu d'agitation. Dans la soirée,
apparition d'une diarrhée bilieuse peu abondante. Temp. rect. matin
37°5, soir 37°8.

Le 12, la coloration bronzée apparaît.

Le 13, elle est très-développée ; les lèvres sont noires, les extrémités violacées. Les urines deviennent sanguinolentes.

Le petit malade, calme, rend par la bouche quelques mucosités sanguinolentes. La respiration irrégulière varie de 30 à 48 inspirations par minute. La température a oscillé entre 37°,3 et 38°4. Mort le 14 à 5 heures du matin.

Autopsie. — Même aspect extérieur du corps, même teinte des tissus que dans les cas précédents.

Muguet dans la cavité buccale, mucosités bilieuses dans l'intestin. Les ganglions mésentériques sont sains.

Rien à dire du péritoine, du larynx, de la trachée. Un peu de sang dans les mucosités bronchiques. Plèvres saines.

Le péricarde contient une sérosité sanguine presque noire. Dans le cœur droit et les grosses veines, caillots mous, diffluents, de couleur chocolat, tachant en sépia.

Le trou de Botal et le canal artériel sont restés perméables. Caillots de même nature dans les sinus crâniens; ces caillots se prolongent jusque dans les jugulaires.

Foie congestionné; vésicule biliaire distendue par une bile épaisse.

Rate noire, dure, ne rougissant point à l'air.

Reins présentant les mêmes particularités que dans les autopsies précédentes. Calices et bassinets distendus par des caillots noirs, grumeleux, reproduisant la forme de ces cavités. La vessie contient un caillot également noir et grumeleux, gros comme une aveline, baignant au milieu d'une urine sanglante où l'on retrouve, mêlées aux éléments plus ou moins altérés du sang et aux cylindres globulaires, de nombreuses cellules épithéliales.

La tunique vaginale renferme quelques gouttes de sérosité rendue rosée par des hématies. Bien que la synovie articulaire présente cette même couleur nous n'avons pu y trouver d'hématies.

Examen histologique. — Résultats conformes à ceux des observations précédentes. Ajoutons seulement que dans quelques tubes du rein les globules sont remplacés par un détritus granuleux offrant à la lumière transmise une teinte jaune hématique. Sur certaines coupes transversales, faites au voisinage de la papille, on voyait deux, trois et même quatre cylindres globulaires, engagés dans un même tube. Dans quelques points, assez rares du reste, on observait une couche de globules doublant la couche épithéliale; la lumière du tube était alors presque entièrement libre.

Obs. VII. — Jean P..., né à la Maternité, le 3 novembre. Poids au moment de la naissance 3,300 grammes.

Le 10 novembre, l'enfant âgé de 7 jours manifeste un peu de malaise; cris plaintifs, muguet, certaine difficulté à prendre le sein.

Le 11 au matin, légère teinte vert-jaune; elle s'accuse davantage dans la soirée, en même temps que le malade devient plus calme. Temp. rect., matin 37°,6, soir 38°.

Le 12, la peau est entièrement bronzée, état général sensiblement le même. Temp. rect. mat. 39°,5, soir 38°,3.

Le 13, la coloration morbide est tellement accusée que volontiers on croirait avoir sous les yeux un petit mulâtre. Les lèvres, la conjonctive palpébrale sont noires, le repli bulbaire gris terreux. La respiration est irrégulière, mais facile; rien à l'auscultation. On trouve, ce matin seulement, dans les langes, une matière verte formant de larges taches entourées d'une aréole rougeâtre due à l'hématurie. Temp. rect. mat. 38°,2, soir 38°,6.

Le 14, même coloration, persistance de la diarrhée bilieuse et de l'hématurie. Le malade rend quelques mucosités sanguinolentes par la bouche. La respiration oscille de 40 à 60. Temp. rect. mat. 39°,6, soir, 38°,4. Mort dans la nuit.

Autopsie. — La peau du cadavre a une couleur olive pâle; les tissus sont bruns violacés. Caillots mous, diffluents, dans le cœur droit et dans tout le système veineux. Persistance du canal artériel et du trou de Botal. Le sang a une couleur noir-marron.

Quinze grammes de liquide dans le péricarde avec les caractères que nous avons indiqués dans les autres autopsies.

Plaques de muguet sur les cordes vocales inférieures, au niveau de leur insertion thyroïdienne.

Les poumons ont une coloration brune très-accusée. Globules rouges dans les mucosités bronchiques. Plèvres saines.

Veines et sinus encéphalique gorgés d'un sang couleur chocolat. Liquide ventriculaire rosé.

Muguet dans la cavité buccale; mucosités bilieuses dans l'intestin.

Foie congestionné; vésicule biliaire pleine. Rate noire, dure, ne rougissant point à l'air. Reins volumineux; teinte marron de la substance corticale, rouge-noir des pyramides. Caillots noirs avec reflet jaune vert dans les calices et bassinets. Caillot énorme de même nature remplissant presque complétement la cavité vésicale dont le reste est occupé par un peu d'urine sanglante.

Synovie articulaire rosée.

Examen histologique. — *Ut supra.*

Obs. VIII. — Augustine T..., née le 8 novembre à la Maternité. Poids au moment de la naissance, 3,500 grammes.

Le 13 novembre, agitation, cris incessants ; tète moins bien, pas de muguet.

Le 14, elle commence à prendre une coloration bronzée. Nous ne voyons la petite malade que le soir. A ce moment elle est très-calme ; tout son corps offre une teinte bronzé-clair avec un réseau violacé très-net ; fait unique dans nos observations. Muqueuses noires. Respiration fréquente ; rien à l'auscultation. Pas de diarrhée. Temp. rect. soir 36°,5. Mort dans la soirée.

Autopsie. — Pâleur de la peau avec reflet verdâtre ; lèvres noires.

Sang diffluent, sépia, marron, ne formant de caillots nulle part. Injection du réseau veineux sous-cutané.

Persistance du trou de Botal et du canal artériel.

Dans le sac péricardique 15 à 20 gr. d'un liquide analogue à une infusion de café et contenant des hématies.

Congestion des sinus et vaisseaux encéphaliques ; le liquide cérébral a sa couleur habituelle.

Pas de sang dans les bronches.

Mucosités jaunâtres légèrement teintées en vert dans l'intestin.

Ganglions mésentériques normaux.| Rate noire, non ramollie ; ne rougit point à l'air.

Peu de bile dans la vésicule ; injection des vaisseaux hépatiques.

Sérosité sanguine en petite quantité dans le péritoine.

Les reins sont petits, ils ont une couleur marron très-nette. Les calices et bassinets ne contiennent que de petits grains noirâtres avec reflet jaune vert. La vessie est vide.

Examen histologique. — Etat congestif des capillaires du poumon et des bronches, mais pas d'extravasats sanguins.

Dans le rein, l'hémorrhagie tubulaire est surtout marquée dans la substance corticale. Nous avons trouvé deux ou trois glomérules pleins de globules libres. Le réseau capillaire du parenchyme rénal était ici beaucoup plus congestionné que dans les cas précédents.

Les faits que nous venons de rapporter dans les observations précédentes nous avaient vivement frappé, et dans les visites que nous faisions chaque jour à la Maternité, nous examinons très-attentivement tous les enfants dans l'espoir de saisir la maladie à son début et de la suivre dans son développement.

Le 15 novembre à trois heures, à notre contre-visite du soir, nous avions vu avec soin tous les enfants nouveau-nés ; aucun d'eux n'offrait alors la moindre coloration anormale. Nous quittâmes la salle.

Nous en étions sorti depuis une demi-heure à peine, lorsqu'on nous y rappela en toute hâte pour deux enfants devenus subitement bronzés.

Nous attirons spécialement l'attention du lecteur sur les deux observations suivantes, eu égard à la brusque invasion du mal et à sa terminaison presque foudroyante par la mort.

Obs. IX. — Cette première observation a trait à une petite fille de six jours, Marie B..., née à la Maternité le 9 novembre 1872.

Le 15 novembre, lorsque nous sommes appelé en toute hâte auprès de cette petite malade, nous la trouvons *complètement bronzée* ; les lèvres sont noires, les conjonctives presque de la même couleur. Elle rend quelques gorgées de lait coagulé. Les langes portent la trace de déjections alvines bilieuses, mais on n'y trouve aucun indice d'hématurie. Le sommeil est profond, presque comateux ; la respiration facile et rapide. Les battements du cœur sont trop précipités pour pouvoir être comptés. Rien à l'auscultation.

Temp. rect. à quatre heures et demie du soir, moment de l'examen, 36°8.

Mort le soir à huit heure et demie, quatre heures après l'apparition de la couleur bronzée.

Le matin, la mère avait bien remarqué un peu de muguet sur la langue de son enfant mais n'y avait attaché aucune importance, la petite malade prenant très-bien le sein.

Autopsie. — La peau conserve à peine un léger reflet olivâtre.

Le péricarde contient 10 gr. de liquide couleur infusion de café. Le cœur droit et les gros troncs veineux sont pleins de sang diffluent, noir sépia, ne formant caillot nulle part. Persistance du trou de Botal et du canal artériel.

Rien dans les plèvres. Poumons jaune brun, parfaitement sains du reste. Quelques mucosités bronchiques sanguinolentes. Rien à dire du larynx, de la trachée et du thymus.

Muguet dans la cavité buccale ; matières jaune verdâtre dans l'intestin. Ganglions mésentériques normaux.

Rate, poids 13 gr., dure, grenue, ne s'hématose point à l'air.

Charrin.   2

Foie, poids 170 gr., congestionné. Bile brunâtre peu abondante dans la vésicule.

Reins, poids 40 gr. Longueur 4 cent. Coloration brun-marron dans la substance corticale; plus foncée, presque noire dans les pyramides, dont la base est nettement limitée par des vaisseaux pleins de sang.

Urine trouble dans la vessie, contenant quelques globules rouges et des éléments épithéliaux.

Examen histologique. — Poumons et foie comme dans les observations précédentes.

Les reins offrent ceci de particulier que la plupart des tubes de la substance médullaire sont absolument sains et ne contiennent pas trace de sang. C'est un fait que nous n'avions pas observé dans les cas précédents.

Dans la substance corticale, au contraire, l'hémorrhagie tubulaire est très-marquée, la congestion vasculaire très-accusée.

Obs. X. — Cette seconde observation de début brusque et de terminaison rapide par la mort, se rapporte à une enfant de cinq jours, Marie C..., née à la Maternité le 8 novembre 1872.

Lorsque le 15 novembre nous arrivons auprès de cette petite malade nous la trouvons, comme sa compagne, complètement bronzée. Elle est somnolente et en soulevant ses paupières closes on voit les sclérotiques presque noires. La respiration est fréquente à 54. L'auscultation ne révèle aucun bruit anormal.

Au moment de notre examen, quatre heures, la temp. rect. est 36,5.

Mort à sept heures du soir, *trois heures après le début.*

Autopsie. La peau conserve à peine une teinte verdâtre. Poids 3520.

Sang diffluent, sépia, ne formant pas de caillot.

Cœur droit et système veineux en général pleins de sang. Persistance du trou de Botal et du canal artériel.

Le péricarde renferme 15 grammes de sérosité rouge noir.

A peine quelques mucosités teintées de sang dans les bronches. Poumons bruns violacés. 20 grammes de sérosité, rouge noir, riche en hématies dans la plèvre droite.

Rien à dire, du thymus, des ganglions mésentériques, des capsules surrénales.

Muguet dans la cavité buccale; matières jaunes verdâtres dans l'intestin.

50 grammes environ de liquide couleur café clair avec hématies dans le péritoine.

Rate, poids 19 grammes dure, noire, ne s'hématose pas à l'air.

Foie congestionné. Sa vésicule est presque pleine d'une bile jaune, visqueuse.

Les reins pèsent 19 grammes. Coloration jaune brun dans la substance corticale, brun noirâtre dans les pyramides.

Rien dans les bassinets ni dans la vessie.

Examen histologique. Nous renvoyons à l'observation IX, page 17.

Nous signalons simplement ici l'importance particulière qui s'attache à l'observation suivante. Nous aurons soin de revenir sur ce fait lorsque nous aurons à discuter, dans la maladie qui nous occupe, la question de la contagion.

Obs. XI. — Le 23 décembre 1872, une multipare, Marie C..., forte, vigoureuse, parvenue sans accidents au terme d'une grossesse gémellaire, accouche dans le service de la Maternité.

Au moment de la naissance des deux jumeaux, l'un, un petit garçon, pèse 3.000 grammes, l'autre, une petite fille, pèse 3.300 grammes.

Au bout de quelques jours, tous deux présentent les signes de malaise que nous avons si souvent indiqués : agitation, refus du sein, muguet. Mais tandis que la petite fille guérit, on voit le 4 janvier 1873 la coloration bronzée se développer sur le corps du petit garçon.

Le lendemain, cette coloration est des plus accusées ; les sclérotiques surtout sont devenues presque noires.

Le 6, elle reste stationnaire. On note ce jour-là de la diarrhée, de l'hématurie, du coryza, une dyspnée très-grande. Le nombre des inspirations atteint 60. A chacune d'elles, les creux sus-claviculaire et épigastrique se dépriment. Des mucosités sanguinolentes s'écoulent par le nez et la bouche. Une piqûre pratiquée par nous sur le moignon de l'épaule laisse sourdre lentement un sang noir tachant en sépia. Une goutte de ce liquide, portée sous le champ du microscope, permet de constater une augmentation de volume et de nombre des globules blancs et la présence de granulations immobiles et libres au milieu du séru

Le 7, la coloration bronzée est moins intense. Le nombre des inspirations ne s'élève plus qu'à 50. L'écoulement sanguinolent continue par les narines.

Le 8, la teinte bronzée prend un reflet verdâtre. La dyspnée augmente 72 inspirations par minute. Les selles toujours bilieuses sont moins liquides, l'hématurie persiste.

Mort dans la nuit.

Autopsie. Pâleur avec reflet olivâtre de la peau. Sang sépia, diffluent. Réplétion du cœur droit et des gros troncs veineux. Persistance du trou de Botal et du canal artériel. 10 grammes de sérosité
rouge noir dans le péricarde.

Rien du côté du thymus, de la trachée, du larynx. Mucosités san-
guines dans les bronches. Congestion des vaisseaux pulmonaires.

Congestion du foie, vésicule biliaire pleine.

Rate noire, consistance normale, ne rougit point à l'air.

Mucosités bilieuses dans l'intestin, ganglions mésentériques normaux. Capsules surrénales saines.

Reins couleur marron foncé, plus accusée dans les pyramides que
dans la substance corticale. Stries noires linéaires dans les pyramides,
convergeant vers leur sommet.

Urine sanguinolente dans la vessie.

Examen histologique. Mêmes lésions que dans les autres autopsies.

OBS. XII. — Pierrette G…, née à la Maternité le 6 janvier 1873,
d'une mère phthisique, est confiée à une nourrice de la Crèche le
lendemain de sa naissance.

Le 19 janvier on nous l'a présentée. Depuis deux jours elle avait
du muguet, mais comme elle prenait bien le sein, la nourrice ne la
croyait pas malade.

Dans la matinée du 19, elle commence à devenir vert jaune. Pas de
diarrhée, pas d'hématurie. Respiration calme, facile.

Le soir, la coloration bronzée est très-accusée. Temp. rect., soir
37°,7.

Mort dans la nuit du 19 au 20, douze heures environ après l'apparition de la coloration.

Autopsie. Légère coloration brune du cadavre. Sang noir sépia,
coagulé dans la plupart des vaisseaux veineux. Cœur droit plein de
caillot. Canal artériel oblitéré, trou de Botal à peine perméable. Le
péricarde renferme quelques grammes de sérosité rougeâtre.

Rien à noter du côté du larynx, de la trachée, des poumons, si ce
n'est leur coloration brune et la réplétion de leurs vaisseaux. Un peu
de mucus sanguin dans les bronches.

Mucosités bilieuses dans l'intestin ; muguet ne dépassant pas
l'isthme du gosier.

Le foie est congestionné ; les veines sus-hépatiques sont toutes remplies de coagula. La vésicule biliaire est pleine.

Rate noire, sèche, grenue, ne rougissant point à l'air.

Ganglions mésentériques normaux.

Les reins sont rouges marron sombre; les pyramides presque noires. Caillots dans les bassinets. Urine peu abondante dans la vessie, mais très-riche en hématies et en cylindres globulaires.

La moelle des os a une teinte brune très-accusée.

Examen histologique. Indépendamment des lésions ordinaires, cet examen histologique nous a révélé les particularités suivantes.

Le réseau capillaire du foie offre un développement plus considérable que dans les autres cas. Les cellules du parenchyme, comprimées dans ses mailles, semblent diminuées de volume, tant les canaux vasculaires qui les circonscrivent sont gorgés de globules.

Les tubes urinifères sont, comme dans les faits précédents, remplis d'hématies. La coloration jaunâtre, probablement hématique, de l'épithélium de ces tubes, est ici plus accusée que dans aucun autre cas. En pressant sur les papilles, on faisait sourdre une poussière-noire qui, au microscope, paraissait constituée par des cylindres globulaires conservant le plus souvent le revêtement épithélial du tube qui les renfermait. On trouvait aussi des globules et des éléments épithéliaux libres.

Nous avons examiné avec beaucoup de soin de nombreuses coupes de la peau, sans trouver nulle part ni hématies libres, ni altération des capillaires qui étaient seulement gorgés de sang. La couche de Malpighi semblait plus jaune qu'à l'état normal. Cela tenait-il à une imbibition des éléments de cette couche par la matière colorante du sang? Nous ne serions pas éloigné de le croire.

Obs. XIII.— Marie M..., 28 ans, accouche à la Maternité, le 9 janvier 1873, d'une petite fille pesant, au moment de sa naissance, 4,800 gr.

Des accidents péritonéaux, qui n'eurent heureusement pas de gravité, firent suspendre l'allaîtement maternel, et l'enfant fut remis le 13 à une nourrice de la Crèche.

Le 15, on remarque un peu de muguet ; l'enfant tète moins bien.

Le 17, la nourrice avait mis sa petite fille dans son berceau où elle reposait tranquillement. Une heure après l'y avoir déposée, elle la découvre, et, suivant son expression, la trouve *toute noire*. Nous l'examinons deux heures plus tard. On croirait vraiment n'avoir pas affaire à une enfant de race blanche, tant la coloration bronzée, bistrée, est sombre. Les extrémités sont violacées, les muqueuses noires, la sclérotique gris noir. Dans la soirée, les selles deviennent bilieuses, diarrhéiques, formant de larges taches entourées d'une zone rouge, par suite de l'hématurie.

Temp. rect. soir, 38° 5.

Le 18, même état. Une piqûre faite au bras donne un sang noir sépia qui, examiné comparativement au sang d'un enfant du même âge, offre les particularités suivantes : les globules semblent moins franchement rouges, quelques hématies sont plus volumineuses qu'à l'état normal. Les globules blancs sont plus nombreux et plus gros ; on en trouve 15 ou 20 au lieu de 5 ou 6 sous le champ du microscope. Granulations libres, immobiles au milieu des globules. Temp. rect. mat., 38°. Soir, 38° 6.

Le 19, même état. Temp. rect. mat., 38° 2. Soir, 39° 2.

Le 20, la coloration de la peau diminue, le muguet disparaît, les muqueuses deviennent rosées. Persistance de la diarrhée *sans hématurie appréciable*. Temp. rect. mat., 38° 6. Soir, 38° 2.

Le 21, la petite malade tète plus facilement. Les muqueuses ont repris à peu près leur coloration normale. Les selles, toujours bilieuses, renferment une matière noire verdâtre. Temp. rect. mat., 38° 6. Soir, 37° 6.

Le 22, la coloration bronzée a fait place à une pâleur anémique avec reflet verdâtre, les sclérotiques sont encore grisâtres. Temp. rect. mat., 38°. Soir, 38° 2.

Le 23, un peu de diarrhée. L'enfant prend rarement le sein, vomit. Pâleur anémique. Les urines laissent sur les linges des traînées noirâtres ressemblant à de la poussière de tabac ou du marc de café.

Le 24, l'enfant tète mieux, les vomissements ont cessé ; selles verdâtres plus consistantes ; mêmes caractères des urines.

Le 26, encore quelques grains noirs dans les urines, selles normales. Pâleur. L'enfant tète bien et repose la nuit.

C'est dans cet état qu'elle est retirée par la mère, le 28 janvier, pour être envoyée en nourrice.

Le 1er février, la mère l'a rapportée à la Crèche, aucune nourrice du dehors n'ayant voulu accepter une enfant *aussi pâle*. Nous examinâmes cette petite fille le soir même de sa rentrée, et nous fûmes frappé de sa pâleur extrême ; elle tétait peu, paraissait souffrante.

Le lendemain, elle mourait après une nuit très-agitée.

Autopsie. — Pâleur des téguments, coloration normale du sang, sérosité citrine dans le péricarde. Liquide céphalo-rachidien de couleur normale.

Poumons remarquablement roses après exposition à l'air. Caillots

fibrino-globulaires dans le cœur. Les ouvertures fœtales sont obli-
térées.

La structure lobulée du foie est très-nette; sa vésicule contient peu
de bile.

Reins de couleur normale. Rien dans les bassinets ni dans la
vessie.

La rate rougit très-rapidement à l'air. Rien à noter sur les autres
viscères de l'abdomen.

Examen histologique. — Les poumons, le foie nous ont paru parfaitement sains.

Dans la substance corticale du rein, la plupart des tubes contiennent un détritus granuleux jaunâtre; un certain nombre sont tout à
fait sains; d'autres enfin renferment des cylindres globulaires. Le
plus grand nombre des tubes des pyramides n'offre pas d'altération;
c'est à peine si l'on peut en compter quelques-uns contenant soit le
détritus granuleux sus-indiqué, soit des cylindres. L'épithélium
existe partout avec ses caractères normaux. Les capillaires n'offrent
pas de modifications appréciables.

Cette treizième observation doit être rapprochée de la
deuxième. Dans les deux cas, évolution semblable, complète de la matière bronzée; mais dans l'un la petite malade
meurt d'anémie consécutive après avoir présenté des signes
de guérison; dans l'autre (obs. 2, page 8), l'enfant est
retirée guérie en apparence, mais sans que nous sachions
ce qu'elle est devenue dans la suite.

Obs. XIV.— Marie C..., née le 25 janvier 1873 à la Maternité, est
confiée le 1ᵉʳ février à une nourrice de la Crèche, la mère ayant eu
des accidents péritonéaux.

Le 5, malgré un muguet confluent, la petite fille continue à bien
tèter, ne paraît pas souffrante; rien ne fait prévoir ce qui va arriver.
Dans l'après-midi elle commence à se bronzer; les lèvres deviennent
noires. Le sang examiné à ce moment présente les mêmes altérations
que dans l'observation précédente; granulations, augmentation de
volume et de nombre des globules blancs. A cinq heures du soir la
coloration morbide est à son maximum. Temp. rect. à 5 heures soir,
36°,2, à 7 heures soir, 35°. Mort à 11 heures du soir.

Autopsie. — Coloration olive clair du cadavre, brun violacé des
tissus.

Sang sépia ne formant pas de caillots. Quelques grammes de liquide sanguinolent dans le péricarde. Cœur droit plein de sang. Persistance du trou de Botal et du canal artériel.

Rien autre du côté des organes respiratoires que leur teinte brune. Réplétion des vaisseaux et sinus méningés.

Muguet très-abondant dans la bouche; mucosités jaunes dans l'intestin.

Soixante grammes de liquide rouge noir, riche en hématies, dans le péritoine.

Rate noire, augmentée de volume, ne s'hématosant point à l'air. A peine un peu de bile dans la vésicule.

Reins marrons, pas de caillots dans les bassinets. Pas d'urine dans la vessie. Capsules surrénales saines.

Examen histologique. — La lésion rénale est plus marquée à la périphérie de l'organe que dans les pyramides.

Nous avons fait de nombreuses coupes de la peau sans arriver à d'autres résultats que dans l'obs. XII, page 20.

Rien de spécial au cas actuel pour les autres organes.

CHAPITRE II.

HISTORIQUE.

Nous ne reviendrons pas sur les circonstances dans lesquelles nous fûmes appelé à observer, le 6 novembre 1872, notre première malade. Lorsque nous la présentâmes à notre maître, M. Laroyenne, chirurgien en chef de la Charité de Lyon, dont nous étions alors l'interne, il nous dit qu'il avait déjà vu à la Maternité quelques cas semblables, mais qu'on avait négligé de les étudier, comme aussi de pratiquer les autopsies. L'histoire clinique et anatomo-pathologique de cette affection bizarre était donc entièrement à faire.

Un peu plus tard, alors que nous avions déjà recueilli la

plupart de nos observations, nous fîmes également appel,
pour nous éclairer, à la grande expérience de M. Bouchacourt, professeur d'accouchements à l'École de médecine
de Lyon. Malgré sa vaste pratique, M. Bouchacourt nous
déclara que ces faits étaient nouveaux pour lui et, d'après
une note qu'il nous pria de lui remettre, il les présenta
comme tels à la Société de médecine de Lyon, dans la
séance du 16 décembre 1872.

Nous avions encore cherché, mais aussi vainement, à
nous renseigner dans les ouvrages spéciaux, lorsque, sur
une indication bibliographique qui nous fut fournie par un
des médecins les plus savants des hôpitaux de Lyon, M. Per-
roud, nous trouvâmes, dans une revue allemande, un travail du docteur Pollak, de Vienne, travail dont nous allons
essayer de donner l'analyse en raison des analogies qu'il
présente avec notre sujet. Nous disons : essayer, car l'étude,
très-substantielle du reste, du médecin Viennois, est de
celles qui, par un certain défaut de clarté, se prêtent difficilement à l'analyse. Dans une note intitulée : « Sur l'hémorrhagie rénale des nourrissons consécutive au catarrhe
intestinal (*Ueber Nierenblutung im Säuglingsalter, eine Nach-
krankheit des Darmkatarrhes*) », insérée en avril 1871 dans le
Wiener Medizinische Presse, nᵒ 18, M. Pollak s'étonne tout
d'abord que cette hémorrhagie, complication relativement
fréquente du catarrhe intestinal des nourrissons, n'ait point
encore été étudiée ; et pour prouver qu'elle n'est point rare
il cite douze faits qui lui sont personnels.

Nous devons faire remarquer, en premier lieu, que l'auteur se contente de résumer succinctement les faits qui lui
sont propres sans les analyser isolément et faire de chacun
d'eux le sujet d'une observation particulière. Pour lui, les
diarrhées profuses chez les nouveau-nés déterminent deux
phénomènes principaux :

1° De l'hématurie *par thrombose marastique* des veines rénales.

2° Une pigmentation vert jaune ou vert olive de la peau, due à une extravasation de la matière colorante du sang. Le mécanisme de cette transsudation serait le suivant: Le catarrhe intestinal, en troublant la nutrition des capillaires de la peau, leur ferait perdre leur contractilité, d'où la stase dans ces vaisseaux, d'où enfin l'extravasation de l'hématosine.

M. Pollak pense que la pigmentation cutanée peut permettre de diagnostiquer l'hémorrhagie rénale avant l'apparition du sang dans les urines.

Ceci posé, il nous reste à établir un court parallèle entre les faits du médecin de Vienne et les nôtres pour montrer et leurs analogies et leurs dissemblances principales.

Les analogies sont les suivantes : dans les deux séries de cas, la maladie se déclare toujours dans les six premières semaines de la vie. Les enfants offrent une pigmentation cutanée spéciale, de l'hématurie et succombent à peu près tous.

Les dissemblances sont plus nombreuses, en ce sens surtout que le côté anatomo-pathologique de la question ne semble pas avoir préoccupé beaucoup M. Pollak. Il se contente, en effet, de signaler, comme lésion unique, une thrombose des veines rénales, ce qui permet de croire qu'il n'a examiné aucun de ces reins au microscope. Dans nos observations, au contraire, l'examen à l'œil nu ne nous a jamais montré de thrombose dans les veines rénales. De plus, à l'examen histologique qui a été constamment pratiqué, nous avons trouvé, comme lésion fondamentale, la réplétion des tubules du rein par les globules du sang. Enfin, comme dernière différence, nous n'avons rencontré dans aucun de nos cas ces diarrhées profuses qui, dominant pour M. Pollak toute la scène pathologique, expliquent à la fois et l'hématurie et la pigmentation cutanée.

Pour nous résumer, nous croyons qu'au fond les faits du professeur de Vienne et les nôtres sont de même nature ; nous les interprétons seulement l'un et l'autre d'une manière différente, aussi bien au point de vue de l'anatomie pathologique qu'au point de vue de la nosologie. M. Pollak les considère comme une simple complication du catarrhe intestinal tandis qu'ils constituent pour nous une affection spéciale.

Nous avions recueilli (voir aux dates) douze observations sur quatorze et consulté le travail de M. Pollak, lorsque, dans les derniers jours de janvier 1873, le hasard fit tomber sous nos yeux le numéro du journal le *Mouvement médical* du 18 janvier de la même année. Nous trouvâmes dans cette feuille, au compte rendu des Sociétés savantes, l'analyse d'une observation qui avait été présentée à la séance de la Société anatomique du 27 décembre 1872, par M. Parrot, sous ce titre : *Ramollissement du cerveau (foyers multiples) chez un enfant nouveau-né. Altérations rénales rares, convulsions ; abaissement de la température.* Il s'agissait dans l'observation du savant agrégé de la Faculté de Paris d'un enfant nouveau-né, entré dans son service le 16 décembre 1872 et qui y mourut le 26, après avoir présenté pendant la vie, comme symptômes principaux, des attaques convulsives épileptiformes très-nombreuses, une coloration bronzée de la peau et un abaissement de la température. A l'autopsie, on avait trouvé un ramollissement partiel du cerveau, des caillots dans la vessie et les bassinets et enfin des hématies remplissant les tubes du rein.

Un peu plus tard, M. Parrot ayant observé un fait semblable, le réunit au premier et les publia tous les deux dans les *Archives de physiologie* du mois de septembre 1873, sous ce titre : *Sur deux cas de tubulhématie rénale chez des nouveau-nés.* Nous ne croyons pouvoir mieux faire que de don-

.ner ici un résumé des conclusions du très-intéressant travail du médecin des Enfants-Assistés :

« On peut de la note précédente, dit-il (page 533), donner les propositions suivantes :

« On observe chez les nouveau-nés une maladie pour laquelle nous proposons le nom de tubulhématie rénale.

« Elle est caractérisée cliniquement par une coloration bronzée de la peau, une altération du sang, de l'hématurie, des troubles encéphalopathiques ; — anatomiquement, par la présence de globules rouges dans les tubules du rein. — La tubulhématie reconnaît pour cause une dyscrasie primitive du sang. »

Nous sommes arrivé, de notre côté, à des conclusions analogues. Si nous n'adoptons pas comme titre principal le nom de tubulhématie, choisi par M. Parrot et qui caractérise parfaitement la lésion anatomique, c'est que nous avons cru préférable de nous placer sur le terrain de la clinique et d'attirer l'attention sur le symptôme extérieur le plus frappant, la coloration bronzée.

Dans son travail, M. Parrot parle d'une autopsie pratiquée par M. Vulpian le 22 mai 1861, et dans laquelle l'éminent professeur avait constaté la tubulhématie rénale.

Au récent congrès pour l'avancement des sciences à Lyon (août 1873), notre maître, M. Laroyenne, a présenté à la section des sciences médicales une analyse des observations qui forment la base de ce travail.

Au résumé, l'historique de la maladie que nous décrivons est extrêmement restreint, puisqu'il se borne à douze cas de M. Pollak, à deux de M. Parrot et à l'examen d'une pièce anatomique fait par M. Vulpian.

CHAPITRE III.

Description de la maladie.

DÉFINITION.

Nous désignons sous le nom de *maladie bronzée hématique des enfants nouveau-nés*, une maladie presque fatalement mortelle que l'on observe dans les premières semaines de la vie et qui est caractérisée essentiellement : 1° *au point de vue clinique*, par une coloration plus ou moins bronzée de la peau et de l'hématurie ; 2° *au point de vue anatomo-pathologique*, par un épanchement d'hématies dans les tubules du rein.

Tout nous porte à croire que la maladie bronzée hématique des nouveau-nés est une affection rare, très-rare même, puisque en additionnant les cas de M. Pollak (12), ceux de M. Parrot (2), et les nôtres (14), nous arrivons seulement au total de 28. Toutefois, comme dans les premiers jours de la vie les maladies ne provoquent pas la sollicitude qu'elles inspirent déjà ehcz les enfants un peu plus âgés et que, d'autre part, elles sont souvent d'nn diagnostic très-difficile, il se pourrait que la maladie bronzée hématique des nouveau-nés ne fût pas tout à fait aussi rare qu'elle semble l'être. Les religieuses chargées depuis de longues années du service des accouchements à la Maternité de Lyon nous disaient, par exemple, qu'elles croyaient avoir vu des faits semblables aux nôtres, mais qu'on ne s'y était point arrêté. Quoi qu'il en soit, nous appelons sur ce point de la pathologie infantile l'attention des observateurs.

ÉTIOLOGIE.

La maladie bronzée hématique se développe chez les nouveau-nés, dans les premières semaines, plus souvent dans
les premiers jours de la vie. Les 12 cas cités par M. Pollak
ont trait à des sujets âgés de moins de six semaines; l'observateur Viennois ne précise pas davantage. D'un autre
côté, les 14 cas qui nous sont personnels se décomposent
ainsi :

$$
\begin{array}{lll}
2 \text{ ont débuté au } & 6^e \text{ jour de la naissance.} \\
2 \quad — & 7^e & — \\
2 \quad — & 8^e & — \\
3 \quad — & 10^e & — \\
1 \quad — & 11^e & — \\
2 \quad — & 12^e & — \\
1 \quad — & 14^e & — \\
1 \quad — & 23^e & —
\end{array}
$$

Sur nos 14 observations, nous trouvons 10 filles, et seulement 4 garçons. Nous n'osons cependant, vu le petit nombre de nos faits, attribuer au sexe aucune influence prédis-
posante.

On comprendra que chez des enfants morts dans les premières semaines ou même dans les premiers jours de la vie,
le chapitre des antécédents soit à peu près nul. Tout ce que
nous pouvons dire, c'est que nos petits malades étaient très-
normalement constitués, d'un poids moyen ou dépassant
même la moyenne (voir obs. 13, page 21). Du côté de leurs
mères, nous n'avons également rien de particulier à signaler.
C'étaient, pour la plupart, de jeunes femmes de 18 à 25
ans, venues de la campagne, très-robustes et exemptes de
toute diathèse. Une seule présentait des signes de tubercu-
lose pulmonaire, assez avancés même pour qu'on ait cru
devoir lui interdire l'allaitement. Sur ces 14 femmes, 9 étaient
primipares, 5 multipares. 13 eurent des grossesses simples,

une seule une grossesse gémellaire. Sur les 14 accouchements, un seul dut être terminé par une application de
forceps (obs. III) ; 3 entraînèrent des accidents péritonéaux
peu graves. Dans les 14 cas, l'allaitement a toujours été
commencé par la mère ; 10 fois il a été continué par elle ;
4 fois seulement on a dû le suspendre pour le confier à des
nourrices de la Crèche. (Il s'agissait des 3 femmes ayant présenté des symptômes de péritonite et de celle qui était tu-
berculeuse.)

Les 14 faits qui se sont offerts à notre observation forment
deux séries bien distinctes. La première s'étend du 9 au 16
novembre 1872 et embrasse 10 cas (9 à la Maternité sur des
enfants qui y étaient nés, 1 à la Crèche sur une enfant ap-
portée du dehors). La seconde série va du 4 janvier au 5
février 1873 et comprend 4 cas seulement dont 1 à la Maternité et 3 à la Crèche ; tous les 4 du reste ayant trait à des
enfants dont les mères étaient accouchées à l'hospice. Entre
ces deux séries de faits se place un intervalle de près de
50 jours pendant lesquels nous n'avons pas observé un seul
cas de maladie bronzée, et cela bien que le nombre des enfants fût sensiblement le même dans nos salles. Ainsi donc,
nous avons 10 cas en dix jours (du 7 au 16 novembre 1872),
puis un intervalle libre de près de cinquante jours (du 10
novembre 1872 au 4 janvier 1873), puis enfin 4 nouveaux
cas seulement, et en un mois (du 4 janvier au 5 février 1873).

Des variations aussi sensibles dans le mode de développement nous ont porté à penser que la véritable étiologie de
l'affection qui nous occupe devait être recherchée dans les
conditions spéciales du milieu. Quelles sont, au juste, ces
influences nosologiques ? C'est là, malheureusement, ce
qu'il est impossible de dire, d'autant plus que les nombreuses
et patientes recherches entreprises à notre époque sur les
germes morbifiques qui peuplent l'air de nos salles d'hôpitaux, n'ont encore donné aucun résultat bien certain.

En novembre 1872, époque à laquelle nous observâmes nos 10 premiers faits, l'état sanitaire de la Maternité de Lyon était des plus satisfaisants, puisque la mortalité des nouvelles accouchées était alors de 3 0/0 seulement. En décembre, cette mortalité atteignit le chiffre de 6 0/0 ; dans les mois qui suivirent, elle s'éleva progressivement à 10 et 12 0/0 ; enfin, lorsqu'en mai 1873, on dut fermer la Maternité, elle avait atteint le chiffre énorme de 30 0/0. Ainsi, nos 10 premiers cas se sont présentés en dix jours avec une constitution médicale des meilleures pour un hôpital considérable, tandis que les 4 derniers (le nombre des enfants restant le même) ont mis un mois à se produire alors que l'épidémie puerpérale faisait déjà de nombreuses victimes parmi nos accouchées. Il semblerait donc que les influences de milieu, inconnues il faut l'avouer, qui ont lentement, progressivement préparé l'épidémie puerpérale, soient restées étrangères à l'apparition de la matière bronzée hématique des nouveau-nés. Il est, du reste, une de nos observations qui tendrait à faire rejeter l'idée d'une contagion quelconque. C'est celle, fort singulière à ce point de vue, que nous avons consignée à la page 19 de cette thèse. Deux enfants jumeaux, allaités tous les deux par leur mère, présentent simultanément le même malaise : agitation, muguet, refus du sein ; puis, chez l'un, tout se borne là et la guérison arrive ; chez l'autre, au contraire, la coloration bronzée envahit soudain tout le corps et la mort arrive en quatre jours. La mère avait constamment donné le sein à ses deux enfants qui se trouvaient, par conséquent, dans des conditions aussi identiques que possible.

En résumé, nous ne pouvons indiquer aucune étiologie sérieuse de la maladie bronzée hématique des nouveau-nés.

SYMPTOMATOLOGIE.

Période prodomique. — Chez aucun de nos malades la coloration bronzée n'a débuté d'emblée. Elle a été précédée pendant deux ou trois jours d'une perturbation de diverses fonctions physiologiques. On voyait les petits malades manifester un état de souffrance par de l'agitation, des cris, le refus de prendre le sein. Tous, à cette période, ont présenté du muguet, souvent aussi, mais non toujours, des selles bilieuses, semi-liquides ou complètement diarrhéiques; mais ces divers troubles fonctionnels sont trop fréquents chez les nouveau-nés de nos services hospitaliers pour que, dans l'espèce, nous puissions leur accorder une sérieuse valeur. Ils ne sauraient faire prévoir la maladie qui va débuter et c'est seulement dans l'intérêt de la clarté de ce travail que nous les comprenons sous le titre de période prodromique.

Nous avons noté dans cette première période une certaine agitation des malades, mais aucun d'eux n'a présenté les accidents convulsifs notés par M. Parrot dans sa première observation.

Période d'état. — Les deux symptômes fondamentaux de cette période d'état sont la coloration bronzée et l'hématurie.

Le premier symptôme dans l'ordre chronologique comme aussi le plus frappant de tous, c'est la *coloration anormale de la peau et des muqueuses*. Nous la trouvons notée dans le travail de M. Pollak comme dans les deux cas de M. Parrot et, pour notre part, nous l'avons toujours rencontrée. Cette coloration se développe plus ou moins rapidement, en général d'une façon progressive; quelquefois seulement elle atteint d'emblée son maximum. Quand elle s'établit progressivement, ce qui est la règle, elle commence par une teinte mixte difficile à définir, mélange de vert et de jaune marron. Cette teinte verdâtre ne tarde pas à son tour à passer au bronzé plus ou moins foncé. Dans certains de nos cas la couleur était tellement accusée, tellement franche, que nos malades ressemblaient entièrement à de petits mulâtres. Cette pigmentation ne se montre pas par places, laissant des intervalles de peau saine; elle est, dès son apparition, uniformément répandue sur tout le corps. Les extrémités cependant, pieds et mains, sont le plus souvent violacées. Une fois (Obs. 8) sur le fond uniformément bronzé de la peau on voyait se dessiner très-nettement un réseau veineux bleuâtre.

Les muqueuses subissent des modifications de même nature. Les lèvres sont d'abord violacées, puis bientôt noires avec un léger reflet marron. La conjonctive palpébrale présente cette même teinte, tandis que la scléroticale devient grise noirâtre. Lorsque la coloration de la sclérotique est très-accusée, elle rappelle assez bien certaines phases de la régression des ecchymoses sous-conjonctivales. Ces pigmentations pathologiques vont s'accusant de plus en plus jusqu'à la mort. Cependant, dans les deux cas qui ont paru se terminer par la guérison (Obs. 13 et 2) comme dans celui où la maladie a laissé vivre le sujet quelques jours (Obs. 11), nous avons observé que la teinte bronzée s'affaiblissait rapidement entre le troisième et le quatrième jour de son apparition, pour être remplacée par une sorte de pâleur anémique manifeste. Il en aurait été de même dans les observations de M. Pollak et dans une de celles de M. Parrot. Quant aux muqueuses, fait assez singulier, elles reviennent, dans ce cas, à leur coloration rosée normale sans passer d'une façon appréciable par la teinte anémique.

Dans la maladie bronzée hématique, l'*hématurie* est un symptôme constant, à moins que la mort ne survienne d'une façon en quelque sorte foudroyante peu d'heures après l'ap-

parition de la couleur bronzée (Obs. 9, 10 et 12). La pigmentation, en effet, précède toujours de quelques heures
l'hématurie. Il est bien difficile, on le conçoit, de recueillir
de l'urine chez les nouveau-nés et nous n'avons jamais pu y
parvenir, mais l'examen des linges de corps de nos petits
malades dénotait manifestement la présence du sang dans
ce liquide. Les langes étaient en effet tachés en rouge clair
briqueté, la coloration rougeâtre étant surtout marquée à la
périphérie des taches. Dans les observations de M. Pollak
et de M. Parrot, comme dans les nôtres, l'hématurie a été
un phénomène constant. Quand la guérison s'établit, ou du
moins paraît s'établir, les urines cessent peu à peu de
tacher les linges en rouge, mais elles renferment alors une
poussière noirâtre analogue à du marc de café. Cette poussière est formée de sang altéré et paraît être le dernier
résidu de l'encombrement rénal par les hématies.

M. Pollak a suivi avec beaucoup de soin les modifications de la sécrétion urinaire aux diverses phases de la
maladie et nous croyons intéressant de reproduire ici les
résultats de ses recherches. Nous traduisons littéralement :
« Au moment où la peau commence à prendre sa teinte spéciale, l'examen de l'urine révèle les caractères d'une hyperé-
mie passive du rein (stase rénale). L'urine est jaune sombre,
elle est trouble, acide ; poids spécifique 1012 ; la quantité
diminue ; le sédiment est moindre. Comme principe cons-
tituant anormal on trouve une faible quantité d'albumine.
L'acide azotique fait naître une légère couche nuageuse au
point de contact de l'acide avec l'urine. Au-dessous de cette
première couche s'en forme une seconde constituée par les
urates. On trouve dans le sédiment des corpuscules du sang
et de l'épithélium rénal. »

« Douze, vingt-quatre heures après, on voit déjà le sang
mêlé à l'urine. Celle-ci est sombre ; sa couleur va au brun-
chocolat. La réaction est faiblement acide, poids spécifique

1018. La quantité d'urine diminue ; le sédiment est modéré. Les quantités d'albumine et d'hématine répondent à celle du sang mêlé à l'urine..... (1)

« Le sédiment présente en grande quantité des cylindres sanguins, c'est-à-dire des cylindres formés de corpuscules du sang et de l'épithélium rénal. Ce dernier est imbibé de matière colorante du sang et teint en jaune. »

Indépendamment de la coloration bronzée et de l'hématurie qui caractérisent véritablement la maladie au point de vue clinique, on observe quelques phénomènes accessoires, mais ils nous arrêteront peu, car, outre qu'ils ne sont pas, constants, ils n'ont rien de spécial à l'affection qui nous occupe.

La respiration était tantôt irrégulière et difficile, tantôt au contraire se faisait normalement. L'auscultation ne nous a jamais révélé de bruit pathologique.

Quelques-uns de nos petits malades ont rendu par la bouche et le nez des mucosités sanguinolentes qui paraissaient venir du nez et peut-être des bronches.

Les battements du cœur étaient toujours rapides, tumultueux, difficiles à compter ; nous n'avons jamais pu saisir de bruit anormal.

En général, les selles étaient fortement colorées par la bile, analogues, dans quelques cas, au méconium, et le plus souvent entièrement liquides, Nous n'avons jamais noté les diarrhées profuses qui, pour M. Pollak sont l'origine première de tous les autres symptômes et sur lesquels il appuie sa théorie.

La température au début (voir nos observations) est à peu près normale ; dans la période d'état elle s'élève, mais légèrement. Enfin nous avons toujours noté un abaissement plus ou moins sensible pendant les dernières heures de la vie.

(1) Ici l'auteur décrit les procédés qu'il a employés pour décolor l'hématine et l'hémine dans les urines.

Chez un de nos malades, quatre heures avant la mort, le thermomètre était à 35° (obs. 14, page 23). M. Parrot a constaté comme nous cet abaissement final ; quant à M. Pollak, nous n'avons trouvé dans son travail aucun renseignement thermométrique.

MARCHE, DURÉE, TERMINAISON.

Au début, nous l'avons dit, on constate un malaise qui n'a rien de spécial et une agitation constante. La pigmentation vient ensuite, et à partir du moment où elle se montre, l'agitation du commencement fait place à un calme profond qui, dans les dernières heures de la vie, tient beaucoup du coma. Enfin après la coloration bronzée vient l'hématurie. La marche de l'affection est essentiellement progressive ; nous n'avons jamais constaté de rémission franche.

Sa durée est courte ; elle a varié dans nos observations de trois heures à quatre jours ; deux fois seulement (obs 2 et 13, page 21), elle a dépassé ce terme. Chez la petite malade de l'obs. II, qui fut emmenée par ses parents et dont la guérison nous paraît, sinon certaine, au moins fort probable, la coloration bronzée après avoir duré quatre jours, fit place pendant quatre autres jours à la pâleur anémique. Dans l'obs. 13, la coloration bronzée dure trois jours ; elle est remplacée pendant une semaine par une teinte anémique. La famille retire alors l'enfant qui nous est rapportée mourante le lendemain.

Il est facile de se faire une idée de la gravité de la maladie bronzée quand on voit que sur les 28 cas que nous avons pu réunir on compte à peine 3 guérisons. Les 2 malades de M. Parrot ont succombé. Sur les 12 de M. Pollak, 2 seulement, suivant cet auteur, ont guéri. Enfin, sur nos 14 observations, nous comptons 13 morts et une guérison *probable*. Le pronostic de la maladie bronzée hématique des nouveau-nés est donc presque toujours mortel.

ANATOMIE PATHOLOGIQUE.

En raison de sa nouveauté, la maladie qui fait le sujet de cette thèse méritait d'attirer toute notre attention sur les lésions anatomo-pathologiques qu'elle pouvait présenter. Nous espérions, en effet, trouver dans l'étude de ces lésions une interprétation aussi rationnelle et aussi rigoureuse que possible des symptômes observés pendant la vie. Aussi, est-ce avec le plus grand soin que nous avons pratiqué l'autopsie des treize petits malades morts dans nos salles.

Nos recherches, comme on le verra, ont porté sur presque tous les organes et tissus. Toutefois nous nous arrêterons spécialement sur les altérations que nous avons rencontrées dans les reins, attendu qu'elles nous paraissent tout à fait propres à la maladie bronzée hématique des nouveau-nés.

Peau. — Les téguments qui pendant la vie offraient une coloration bronzée ont constamment après la mort une teinte verdâtre plus ou moins franche. Nous avons examiné au microscope la peau de ces enfants comparativement à celle de sujets du même âge morts d'affections diverses. La couche de Malpighi nous a seulement paru plus jaune, plus colorée qu'à l'état normal. Les vaisseaux dermiques ou sous-cutanés étaient congestionnés, mais nulle part on ne trouvait d'hémorrhagie.

Organes respiratoires. — Leurs lésions n'ont rien de caractéristique. Quelquefois nous avons trouvé du muguet dans le larynx; la trachée était toujours saine. A l'œil nu, les poumons et les bronches se faisaient uniquement remarquer par une coloration brune, mais au microscope on trouvait leurs capillaires gorgés de globules; assez souvent même on rencontrait, bien qu'en petit nombre, des hématies dans les dernières ramifications bronchiques. Les bronches d'un

plus fort calibre contenaient quelques mucosités très-légè-
rement sanguinolentes.

Les plèvres étaient généralement normales.

Appareil digestif et annexes. — Nous n'avons à mentionner
comme lésions à peu près constantes, que du muguet dans la
cavité buccale, des matières bilieuses plus ou moins fluides
dans l'intestin, une coloration brun violacé du péritoine, la
réplétion de la vésicule biliaire par une bile épaisse, enfin
une congestion remarquable des capillaires hépatiques.

Nous avons toujours trouvé la rate sèche, grenue, friable,
noire à sa surface aussi bien que dans son parenchyme. Elle
ne rougissait point à l'air, même après une exposition prolongée. Nous ne saurions dire s'il existait quelque altération
de structure. Nous exprimons les mêmes réserves au sujet
des ganglions lymphatiques, mésentériques ou autres, qui
à l'œil nu ne paraissaient pas altérés.

Centres nerveux. — Dans le premier de ses deux cas
M. Parrot a observé dans le cerveau quelques foyers de ramollissement. Nous n'avons, pour notre part, jamais rien
noté dans les centres nerveux si ce n'est un état congestif
des vaisseaux qui rampent à leur surface et la réplétion des
sinus par du sang fluide ou des caillots. Le liquide céphalo-
rachidien ne présentait aucune modification quantitative ; il
était seulement rendu rose par quelques hématies.

Système circulatoire. Sang. — Douze fois sur treize autopsies nous avons rencontré, en quantité variable, dans le
péricarde, une sérosité dont la coloration brunâtre rappelait
plutôt une infusion de café qu'un liquide sanguinolent. Au
microscope, on trouvait constamment dans cette sérosité une
proportion notable d'hématies. Chez la malade de l'obs. XIII
qui mourut avec des symptômes anémiques après la disparition de la couleur bronzée, le liquide péricardique était,
comme on le rencontre souvent, jaune citrin.

Rien de particulier du côté du muscle cardiaque et des orifices du cœur. Si on en excepte notre dernière observation nous avons toujours rencontré la persistance du trou de Botal et presque aussi souvent la perméabilité du canal artériel. Ces faits semblent sans importance puisque au témoignage d'observateurs sérieux ces orifices peuvent persister pendant les premières semaines de la vie sans détriment pour le sujet. Les artères ne nous ont jamais rien offert de particulier; dans tous les tissus les veines étaient, d'une façon générale, gorgées de sang. Les capillaires, dans les organes où nous les avons examinés, le poumon et le foie par exemple, étaient congestionnés comme les veines.

Nous avons examiné l'état du sang pendant la vie et après la mort.

Pendant la vie, chez trois de nos malades (obs. 11, 13, 14), à la période d'état, nous avons étudié le liquide sanguin comparativement à celui d'enfants du même âge bien portants. Chez les uns et les autres il était extrait à l'aide de piqûres, recueilli dans un tube capillaire et examiné immédiatement au microscope. Chez nos malades, il a toujours présenté et conservé, malgré son exposition à l'air, une couleur noir marron tachant en sépia. Il s'écoulait lentement par les piqûres. Nous avons toujours constaté une augmentation de volume et de nombre des globules blancs; quant aux hématies, il nous a semblé, au moins dans un cas, qu'elles étaient plus volumineuses et moins colorées qu'à l'état normal. Dans les 3 cas nous avons trouvé dans le sérum des granulations immobiles dont il nous a été impossible de préciser la nature. M. Malassez, dont on connaît l'autorité en matière d'hématologie, a, dans les deux cas de M. Parrot, fait l'étude du sang pendant la vie. Nous avons été très-heureux et comme rassuré de voir que cet auteur avait trouvé comme nous un certain degré de leucocytose, une augmentation de volume des globules rouges (10 millièmes de mil.) et des granulations libres dans le sérum. La leucocytose n'existait que dans le premier cas de M. Parrot tandis que dans les deux il y avait aglobulie.

Après la mort, le sang conserve la couleur noir-sépia constatée pendant la vie. Diffluent dans la plupart des cas, il forme cependant quelquefois des coagulums mous dans le cœur droit et les gros troncs veineux. Ces caillots n'ont aucune adhérence avec les parois vasculaires ; leur couleur est celle du sang. Ce liquide, exposé à l'air, ne s'hématose plus. Chez le sujet de l'obs. 13, mort de simple anémie consécutive à la maladie bronzée, le sang avait repris sa coloration normale. Nous rattachons à l'altération du sang la teinte brune violacée que nous avons observée dans presque tous les tissus et organes, et à la présence de globules rouges la coloration rosée que nous avons parfois rencontrée dans la synovie articulaire, la sérosité péritonéale, etc.

Appareil urinaire et annexes. — Les capsules surrénales, à part un certain degré de congestion de la région médullaire, se sont toujours montrées saines.

Nous arrivons maintenant à l'étude anatomo-pathologique du rein dont les altérations nous arrêteront longuement, attendu qu'elles sont pathognomoniques de la maladie bronzée hématique des nouveau-nés et qu'on ne les rencontre dans aucune autre affection.

Voici tout d'abord ce qu'on observe dans les reins :

Comme chez tous les nouveau-nés, ces organes conservent la forme lobulée ; leur enveloppe fibreuse se détache aisément.

La substance corticale présente une coloration qui varie du jaune brun au marron. Les pyramides ont une teinte beaucoup plus foncée, presque noirâtre ; aussi, dans une coupe longitudinale, tranchent-elles sur l'encadrement plus clair que leur forment la substance périphérique et les colonnes de Bertin. Souvent leur base est nettement délimitée par la congestion des vaisseaux. En examinant attentivement la pyramide, on reconnaît de fines stries noires convergeant, comme les aigrettes de l'infractus urique, vers le sommet de la papille. M. Pollak a observé comme nous ces stries noires longitudinales, mais comme il ne s'est point occupé de l'examen histologique, il a pu les croire formées par la thrombose des veinules des pyramides, tandis que, en réalité, comme nous allons le voir, elles sont dues à la présence du sang dans les tubules.

Nous avons pu surprendre les lésions microscopiques à leur début dans les cas où la mort est survenue en quelques heures (obs. 9, 10, 14). Elles commencent par une congestion de tout le réseau vasculaire du rein, avec hypérémie très-marquée des glomérules. L'état congestif de ces glomérules est tel, qu'à un grossissement insuffisant il simule une hémorrhagie. Mais ce n'est là qu'une apparence ; une fois seulement, dans nos 13 autopsies, nous avons constaté un épanchement sanguin véritable.

En même temps, on voit apparaître l'hémorrhagie tubulaire, lésion si caractéristique que M. Parrot a donné à la maladie qui nous occupe le nom de *tubulhématie rénale*. Au début, l'épanchement sanguin est surtout marqué à la périphérie du rein. La plupart des tubes de la substance corticale sont gorgés de globules rouges accolés les uns aux autres sans interposition apparente de fibrine, tandis que dans les pyramides quelques tubes seulement ont subi la même altération. Plus tard, les deux substances sont également atteintes, si bien que sur une coupe transverse des pyramides, on trouve à peine quelques tubes libres d'hématies et qu'à une coupe verticale allant d'une papille à la périphérie du rein, on croirait avoir sous les yeux une injection artificielle admirablement réussie des tubes urinifères par du sang défibriné. Sur les tubes droits et leurs ramifications, l'hémorrhagie est toujours plus accusée que dans les anses de Heule et les tubes contournés. C'est très-exceptionnellement, comme nous l'avons fait remarquer

plus haut, qu'on peut rencontrer du sang libre dans les glomérules de Malpighi.

Le contenu des tubes est formé d'hématies parfaitement
reconnaissables à leur forme et à leur couleur. Elles sont
tassées les unes contre les autres et forment des cylindres
dont la périphérie offre un aspect framboisé et qui tantôt,
comme nous l'avons fait remarquer dans une de nos observations, vont sans solution de continuité de la papille à la
périphérie du rein, tantôt, au contraire, sont fragmentés,
limitant entre ces fragments des espaces vides variables. En
pressant sur les papilles, on en fait sortir un certain nombre de ces cylindres qui entraînent avec eux le revêtement
épithélial du tube. En général, les hématies obstruent la
lumière du tube; quelquefois cependant, elles ne forment
qu'une simple couche endothéliale tapissant l'épithélium.
Quel que soit le diamètre des tubes, on ne trouve le plus
souvent à leur intérieur qu'un seul cylindre globulaire,
mais parfois, dans les tubes très-larges, nous avons observé
deux, trois et même quatre cylindres, tantôt accolés, tantôt
séparés, s'engageant dans le même tube. Pour M. Parrot,
les globules formeraient des couches superposées et de la
réunion de ces couches résulterait le cylindre total. Nous
devons dire que dans nos recherches nous n'avons pas été
assez heureux pour observer un groupement régulier quelconque des hématies. Dans quelques uns de nos cas, nous
avons rencontré dans les tubes du rein, non plus les hématies normales dont nous venons de parler, mais un détritus
granuleux à reflet jaune verdâtre et que nous avons lieu de
considérer comme un produit de régression de ces globules.
Chez le malade qui fait le sujet de l'obs. 13 (page 21) et qui,
après la disparition de la coloration bronzée, mourut d'anémie, la plupart des tubes étaient remplis par ce détritus
granuleux et quelques-uns seulement contenaient des hématies. Ce fait, où la mort est survenue le quatorzième jour

seulement, permet de penser que le détritus granuleux dont nous parlons est un des derniers termes de l'évolution de la lésion rénale.

En général, l'épithélium des tubes existe avec ses caractères normaux; parfois, cependant, il présente une teinte jaune due vraisemblablement à son imbibition par la matière colorante du sang; parfois encore, il manque complètement ou en partie; enfin, il nous est arrivé de voir au centre de certains canalicules urinifères dépourvus complètement d'épithélium, des cylindres globulaires, distants de la paroi, entourés d'une couche régulière de cellules épithéliales. Nous supposons que ces cylindres provenaient de tubes plus petits dont ils avaient entraîné l'épithélium.

Le tissu conjonctif du rein et ses capillaires ne subissent pas d'altération appréciable.

Si nous avons pu rencontrer des caillots dans les veines rénales, ils n'avaient jamais les caractères des coagulations de la thrombose et ne contractaient jamais d'adhérence avec les parois du vaisseau.

Dans les cas où la lésion rénale est peu avancée, les bassinets sont absolument libres; dans le cas contraire, ils contiennent une poussière noire hématique à reflet vert, ou des caillots de même couleur, mous, grenus, se moulant sur les sinuosités des calices. Dans cette poussière noirâtre, comme dans ces caillots, on trouvait au microscope des cellules épithéliales, des hématies plus ou moins altérées et des granulations donnant à la lumière transmise un effet verdâtre.

En ce qui concerne la vessie, elle était vide ou ne contenait qu'une urine légèrement rouge dans les cas terminés rapidement par la mort; dans les autres, au contraire, elle renfermait une poussière noirâtre ou des caillots analogues à ceux des bassinets, et enfin une urine franchement sanguinolente dans laquelle on trouvait des cellules épithéliales et des globules libres ou agglomérés en cylindres.

DIAGNOSTIC.

On ne pourrait guère confondre la maladie bronzée hématique qu'avec l'ictère des nouveau-nés ou les cyanoses.

Dans l'ictère, la coloration de la peau est franchement jaune, tandis qu'elle est bronzée dans la maladie que nous décrivons. Cette seule différence rend la distinction extrêmement facile.

Le diagnostic différentiel avec les cyanoses pourrait, en raison de certaines analogies de coloration, mais à ce point de vue seulement, présenter plus de difficultés. Cependant, dans les cyanoses, la peau a une teinte violacée plus ou moins marquée, tandis que cette teinte est vert marron, c'est-à-dire bronzée dans la maladie hématique. En outre, l'hématurie qui est constante dans la maladie bronzée, est complètement étrangère aux cyanoses. Enfin, ces dernières reconnaissent toutes pour cause des obstacles circulatoires ou respiratoires, tandis que nous n'avons jamais rien noté de semblable dans nos observations.

PRONOSTIC.

Le pronostic est excessivement grave et presque toujours mortel, comme nous l'avons indiqué en décrivant la marche et la terminaison de la maladie.

TRAITEMENT.

On comprend que, chez des enfants nouveau-nés et dans une maladie aussi grave, la thérapeutique offre peu de ressources. Nous nous sommes borné à soutenir les forces par l'allaitement maternel. Quand les enfants, soit en raison du muguet, soit en raison de l'état général, se refusaient à

prendre le sein, nous avions recours aux artifices en usage
pour leur faire ingérer néanmoins le lait de la mère ou de
la nourrice, qui était, du reste, parfaitement toléré. Lorque
survenait la somnolence, nous avions recours à des infu-
sions légères de café, ou encore à quelques gouttes d'é-
lixir de Garus dilué dans du lait. Enfin, nous avons essayé
de stimuler les fonctions de la peau et la circulation périphérique par des bains sinapisés. Mais, nous devons le
dire, tous ces moyens de traitement n'ont pas modifié sensiblement la marche de la maladie.

PATHOGÉNIE ET PHYSIOLOGIE PATHOLOGIQUES.

Après avoir étudié les symptômes et les lésions anato-
miques de la maladie bronzée hématique, il nous reste à
établir leur point de départ et leur filiation.

L'altération du sang, qui est pour nous le phénomène
primordial, est démontrée pendant la vie par la coloration
spéciale (noir sépia) de ce liquide, par sa constitution histologique (granulations, augmentation de volume des globules rouges, leucocytose, finalement aglobulie); enfin,
par sa résistance à l'hématose.

Cette altération du liquide sanguin paraît constante. Nous
l'avons rencontrée toutes les fois que nous l'avons cherchée.
M. Parrot l'a également notée; mais, est elle primitive, ou,
au contraire, consécutive à une lésion des organes hémato-
poiétiques? C'est là une question à laquelle il nous est difficile de répondre; nous penchons cependant vers la première supposition, nous basant à la fois, et sur la marche
de la maladie, et, sur ce fait que nous n'avons pu constater
des lésions de structure certaines dans les organes hémato-
poiétiques.

En ce qui concerne ce dernier point, si, dans nos treize
observations, la rate ne rougissait point à l'air, même après

une exposition prolongée, nous n'avons cependant constaté au microscope, aucune altération de structure dans cet organe, pas plus que dans les ganglions lymphatiques. Si les difficultés considérables de l'étude microscopique de ces organes ne nous permettent pas d'affirmer, sans de grandes réserves, l'absence de toute lésion, la marche de la maladie semble plaider fortement en faveur d'une altération primitive du sang. Nous avons vu, en effet, que l'affection qui fait le sujet de ce travail, pouvait être rapprochée des maladies infectieuses, non-seulement parce que dans nos quatorze cas elle s'est développée d'une façon en quelque sorte épidémique, mais encore et surtout parce que sa marche a toujours été rapide et quelquefois foudroyante. M. Parrot, dans ses conclusions sur les deux faits de tubulhématie rénale (nom qu'il donne à la maladie) qu'il a observés, incline à penser que l'altération du sang est, plutôt que la lésion rénale, le phénomène primitif. Nous sommes heureux d'être amené, par l'étude des faits, à appuyer la théorie que cet observateur si compétent considère, sinon comme certaine, du moins comme probable.

Il nous reste maintenant à essayer d'interpréter, au point de vue de la physiologie pathologique, les symptômes principaux de la maladie bronzée hématique des nouveau-nés, c'est-à-dire la coloration de la peau, la néphrorrhagie, et enfin (bien que ce dernier symptôme ait une importance de beaucoup inférieure à celle des deux autres), l'anémie que nous avons rencontrée quelquefois.

En ce qui touche l'anémie, nous croyons qu'elle s'explique suffisamment, et sans qu'il soit nécessaire de remonter plus loin, par le seul fait de l'hématurie. On ne peut, du reste, constater l'anémie que dans les cas fort rares où la coloration bronzée disparaît et où les petits malades paraissent devoir guérir.

Comment se produit la néphrorrhagie, c'est-à-dire par

quel mécanisme les globules passent-ils dans les tubes urinifères ?

M. Pollak invoque une augmentation de tension consécutive à la thrombose des veines rénales. Cette explication
nous paraît d'autant plus inexacte que l'auteur allemand
avoue lui-même n'avoir pas rencontré constamment cette
thrombose. Du reste, comme il ne donne sur elle aucun dé-
tail, et que, pour notre part, nous ne l'avons jamais rencontrée, nous nous demandons s'il ne s'agissait pas, dans ce
cas, de coagulations *post mortem*.

En l'absence de toute lésion du parenchyme rénal ou des
vaisseaux, nous pensons, avec M. Parrot, qu'on doit expliquer la néphrorrhagie par la diapédèse. Celle qui se fait dans
le rein n'est qu'un cas particulier d'un processus plus général, puisque nous avons trouvé des hématies dans les
alvéoles pulmonaires, les mucosités bronchiques, le liquide
péricardique, etc., etc., sans qu'il y eût aucune altération
des tissus.

Si, dans les reins, la diapédèse atteint son summum d'in-
tensité, on peut en trouver l'explication dans les fonctions
épuratrices dévolues à cet organe,

Dans la maladie bronzée hématique des nouveau-nés, la
coloration spéciale nous paraît due à la matière colorante
du sang. On pourrait expliquer la transsudation de cette
matière colorante de trois manières différentes : ou bien par
une simple altération du sang ; ou encore par une altération
des vaisseaux avec stase du sang, mais sans altération de ce
liquide ; ou enfin, par les deux causes réunies : l'altération
du liquide sanguin et celle des parois vasculaires.

M. Pollak adopte, dans son travail, la deuxième des ex-
plications dont nous venons de parler. Pour lui, les diarrhées profuses, chez les nouveau-nés, entraînent des troubles de nutrition dans les vaisseaux, la perte de leur contractilité, la stase sanguine à leur intérieur et la transsu-

dation de l'hématine. Une fois libre, celle-ci, en se modifiant, donnerait à la peau sa teinte bronzée. Quant à la présence de cette matière colorante dans la peau, M. Pollak l'a démontrée chimiquement.

M. Parrot ne s'occupe que très-incidemment du mécanisme par lequel se produit la pigmentation, mais il l'attribue, comme l'auteur que nous venons de citer, à la présence de l'hématine.

N'ayant pas constaté d'altération des parois des capillaires, mais un simple état congestif de ces vaisseaux, nous estimons, pour notre part, que la coloration bronzée est due à la matière colorante du sang, et que cette matière colorante s'échappe vraisemblablement des vaisseaux par le fait de l'augmentation de tension et des modifications survenues dans l'état du sang.

Charrin.

4

CHAPITRE IV.

CONCLUSIONS.

Avec la réserve qui nous est dictée par la rareté des faits que nous avons observés, nous donnerons à ce travail les conclusions suivantes :

On observe chez les nouveau-nés une maladie qui est caractérisée essentiellement : au point de vue clinique, par une coloration bronzée de la peau et de l'hématurie ; au point de vue anatomique, par la réplétion des tubes urinifères par les globules rouges, ou néphrorrhagie.

Cette maladie semble très-rare et se termine presque constamment par la mort ;

Elle n'a encore été l'objet d'aucune description classique ;

Nous plaçant avant tout sur le terrain de la clinique, nous proposons de la désigner sous le nom de « *maladie bronzée hématique des nouveau-nés.* »

Cette définition a l'avantage de rappeler le symptôme le plus frappant (la coloration), l'origine probable de la maladie (une altération du sang), l'âge auquel on l'observe.

A. PARENT, imprimeur de la Faculté de Médecine, rue Mr-le-Prince, 31.